La guía definitiva para principiantes

para una vida limpia

Consejos, herramientas y trucos para tu cuerpo y tu hogar

Stephanie Malench

Traducido por Cristina Huelsz

Esta publicación pretende proporcionar material útil e informativo sobre los temas tratados. Los lectores deben consultar a sus profesionales de la salud personales antes de adoptar cualquiera de las sugerencias de este libro o de extraer conclusiones del mismo. La autora y la traductora declinan expresamente toda responsabilidad por cualquier efecto adverso derivado del uso o la aplicación de la información contenida en este libro.

Contenido

Prefacio

Bienvenido a **La guía definitiva para principiantes para una vida limpia: Consejos, herramientas y trucos para su cuerpo y su hogar.** Este libro es para principiantes porque está escrito paso a paso de una forma cotidiana. También está escrito para aquellos que han completado desintoxicaciones comerciales antes y no disfrutan de los efectos secundarios o sienten que simplemente siguen volviendo a sus viejos hábitos, requiriendo otra costosa desintoxicación.

Una vez leído el capítulo 1, no es necesario leer el libro en orden. Sólo usted conoce su cuerpo y sabe lo que necesita en cada momento. Los apéndices serán algo que querrá guardar en su smartphone o imprimir y consultar a diario, especialmente cuando prepare sus listas de la compra.

Este libro no pretende sustituir el tratamiento de un médico ni tratar enfermedades crónicas como el cáncer o las cardiopatías u otras afecciones tratadas actualmente con medicación.

Capítulo 1

Introducción

"Cada vez que comes o bebes, estás alimentando una enfermedad o luchando contra ella". Heather Morgan, MS, NLC

¿Ha notado últimamente problemas con el aspecto y el tacto de tu piel? ¿Tienes problemas para concentrarte? ¿No tienes energía? ¿Dolores y molestias? ¿Te aprieta la ropa? ¿Vive en la cola de los autoservicio? Según el doctor Mark Hyman, director de Medicina Funcional de la Clínica Cleveland, muchas de las afecciones y enfermedades que padecemos son el resultado de una sobrecarga tóxica.

Las toxinas están en todas partes: en el aire que respiramos dentro y fuera, nuestra ropa, nuestros productos de limpieza del hogar, productos de cuidado personal, y los alimentos. Las desintoxicaciones y limpiezas pueden ayudarte con todos estos problemas y ¡hacer que te veas bien! Una buena desintoxicación o limpieza puede ser el primer paso para un cambio de estilo de vida saludable o un "reinicio del sistema". Hay varias maneras de limpiar o desintoxicar tu cuerpo, dependiendo de cuál sea tu problema.

Los órganos encargados de desintoxicar nuestro cuerpo son el hígado, el colon, los riñones, la piel, los pulmones y el sistema linfático. Nuestros cuerpos eliminan algunas toxinas a través de la orina, las heces y el sudor, pero nuestro entorno y nuestra dieta están tan llenos de toxinas (60.000 al día) que nuestros órganos no se dan abasto. Nuestro cuerpo almacena las toxinas en la grasa corporal, por lo que si eliminas las toxinas, perderás peso.

La principal diferencia entre una desintoxicación y una limpieza es que la primera es más profunda y lleva más tiempo. Una limpieza puede hacerse en sólo 3 días, pero puedes notar mejoras en tu salud en menos de una hora con cualquiera de los dos planes.

Sea cual sea la desintoxicación que elijas, hay varias cosas que debes hacer antes de completar cualquiera de ellas.

* Limpia tu cocina y tira todos los alimentos procesados, dulces (incluidos los que contienen edulcorantes artificiales y stevia), licores y carbohidratos blancos (pan refinado, arroz blanco, pasta enriquecida, cereales y papas). Estos alimentos son difíciles de digerir para el organismo, sobrecargan los riñones y el hígado o carecen de valor nutritivo. Limita el consumo de café y té. Una o dos tazas de café y té ecológicos recién hecho están bien, pero no añadas edulcorantes. Pequeñas cantidades de miel orgánica sin refinar están bien.

* Tira los productos de limpieza tóxicos (como lejía, Soft Scrub, Sani Flush, Windex) y los ambientadores. Los químicos en estos productos son inhalados, causando inflamación e 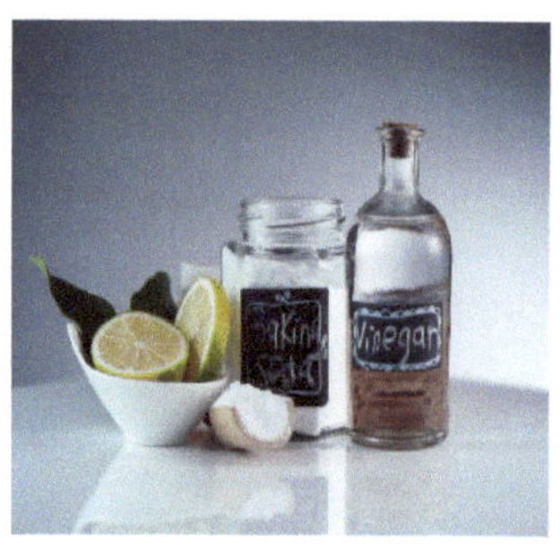 irritación en las vías respiratorias, especialmente en aquellos que ya son susceptibles a problemas respiratorios. Seventh Generation tiene una línea completa de productos de limpieza naturales, o puedes hacer los tuyos propios con vinagre o bicarbonato.

* Abre las ventanas para que entre aire fresco. El aire fresco del exterior ayuda a los pulmones a limpiarse y destruye los virus que flotan en el aire interior seco, viciado y estancado.

* Tira los desodorantes y cosméticos que contengan aluminio, así como las pastas de dientes que contengan flúor. Un artículo en el Journal of Inorganic Biochemistry relaciona el aluminio con el cáncer y la enfermedad de Alzheimer, porque se absorbe directamente en la piel. El flúor se está relacionando ahora con todo, desde la enfermedad tiroidea hasta la fatiga crónica y la fibromialgia.

Estos pasos son importantes porque todos ellos contienen sustancias químicas que anulan el propósito de la desintoxicación o sobrecargan al cuerpo para que las procese. Además, al eliminar estos productos de tu casa, no necesitarás desintoxicarte tanto, harás que toda tu familia esté más sana y ayudarás al medio ambiente. En el Apéndice B de este libro encontrarás una lista completa de los ingredientes que debes evitar para gozar de una salud óptima. Continúa leyendo para encontrar la desintoxicación adecuada para tu situación.

<u>NOTA</u>

No interrumpas los medicamentos sin el apoyo de tu médico. Si una desintoxicación o limpieza empeora la situación o no la mejora, consulta a un médico inmediatamente. Es posible que experimente efectos secundarios como dolores de cabeza por abstinencia de cafeína, alcohol o azúcar.

Capítulo 2

Desintoxicaciones para condiciones específicas

"Mantener el cuerpo en buena salud es un deber... de lo contrario no podremos mantener nuestra mente fuerte y clara".
Buda

De vez en cuando sentimos que gozamos de muy buena salud si pudiéramos deshacernos de esto o mejorar aquello. Algunos de los consejos que aparecen a continuación funcionarán más rápido que otros y pueden mejorar otras áreas de tu vida.

¿Problemas para concentrarte?

¿Encuentras que tu mente divaga hacia otras cosas de tu lista de tareas pendientes o hacia lo que vas a hacer este fin de semana en lugar de terminar la tarea que tienes entre manos? Prueba estas soluciones rápidas.

* Sal a dar un paseo de 15 minutos. A veces, el simple hecho de levantarse y moverse elimina las toxinas del cerebro al aumentar el flujo de oxígeno, lo que te permitirá sentirte renovado y concentrado. Asegúrate de mantener una velocidad que te dificulte mantener una conversación.

* Respira profundamente varias veces. Si no puedes alejarte de tu escritorio o estás atrapado en un embotellamiento, inhalar y exhalar profundamente 4 ó 5 veces reducirá las hormonas del estrés, que pueden

acumularse en tu cuerpo hasta niveles tóxicos cuando no existe una amenaza real. Asegúrate de que al inhalar tu vientre se expanda hasta que no puedas inhalar más por la nariz. Mantenlo así durante 5 segundos antes de expulsar el aire lentamente con los labios fruncidos hasta que el ombligo toque la columna vertebral.

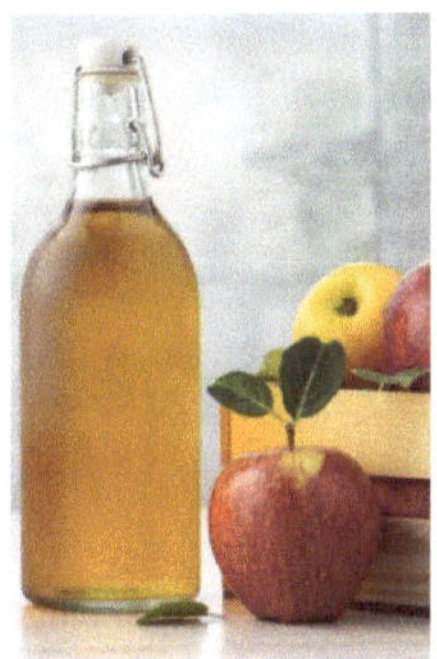

* Meditar. Cierra los ojos durante 5 minutos y repítete una sola palabra (paz) o imagínate que estás en un lugar que te relaje (la playa, el bosque, el jardín). Recuerda respirar lenta y uniformemente durante todo el proceso.

* Escribe en un diario. Si tienes miedo de olvidar algo o de que se te ocurra una gran idea, escríbela inmediatamente. Esto también funciona bien si te despiertas recordando algo en mitad de la noche.

¿Te sientes lento?

¿Te cuesta empezar por la mañana o pasar la tarde sin tu bebida azucarada con cafeína favorita? Sigue estos consejos para obtener una energía que no te deje sin fuerzas.

* Lo primero que debes hacer cada mañana es beber de 12 a 16 onzas de agua tibia con jugo de limón orgánico recién exprimido, una gotas de vinagre de sidra de manzana orgánico crudo, miel cruda y cúrcuma en ayunas. Este tónico rehidratará

rápidamente tu cuerpo, estimulará el movimiento intestinal, alcalinizará tu cuerpo y reducirá la inflamación de las articulaciones, el corazón y los pulmones. ¿No tienes una licuadora? Incluso el simple hecho de beber agua caliente hará que su presión arterial vuelva a subir después de dormir e hidratará el cuerpo más rápidamente que el agua fría.

* Continúa bebiendo agua a lo largo del día igualando la mitad de tu peso corporal en libras como onzas de agua (por ejemplo, una persona de 150 libras necesitaría 75 onzas de agua cada día). La deshidratación se confunde a menudo con el hambre y el agua abundante es la clave para eliminar las toxinas del cuerpo. Si no orinas cada hora, no estás bebiendo lo suficiente.

* Muévete. El ejercicio cardiovascular a paso ligero durante 30 minutos al día es necesario para que el sistema linfático elimine los desechos del torrente sanguíneo y lleve sangre fresca y oxigenada al resto de los órganos del cuerpo para que puedan hacer su trabajo.

* Elimina los alimentos fritos y todo lo que contenga azúcares añadidos. Cómete una manzana con mantequilla de cacahuete cuando tengas antojo de algo dulce para conseguir la combinación de dulce y grasa sin los picos de azúcar en la sangre y la sensación de tener una piedra en el estómago.

¿Te duele algo?

Sentir dolores y molestias no es una consecuencia inevitable del frío o de la vejez. Prueba estos remedios antes de recurrir al botiquín y tomar una pastilla que te dejará con problemas estomacales y en el hígado.

* Consume más especias. La autora e investigadora independiente Jenny Hills recomienda consumir jengibre, cúrcuma, chile, canela, diente de león, semillas de lino o comino todos los días para reducir la inflamación de todo el cuerpo. La inflamación no sólo es responsable de la artritis, sino también de las enfermedades cardiacas, la pérdida de memoria y el cáncer.

* Ama el vinagre de sidra de manzana. Ya se ha mencionado lo de poner unas gotas de vinagre de manzana en el agua por la mañana, pero también puedes remojar las manos o los pies en él para aliviar el dolor en zonas específicas. Sólo tienes que añadir una taza de vinagre a 6 tazas de agua y remojar las zonas afectadas un par de veces a la semana o empapar paños en la mezcla para poner en las rodillas o los codos. Bebe agua con unas cucharadas de vinagre y adicional 2 veces al día para la salud de las articulaciones.

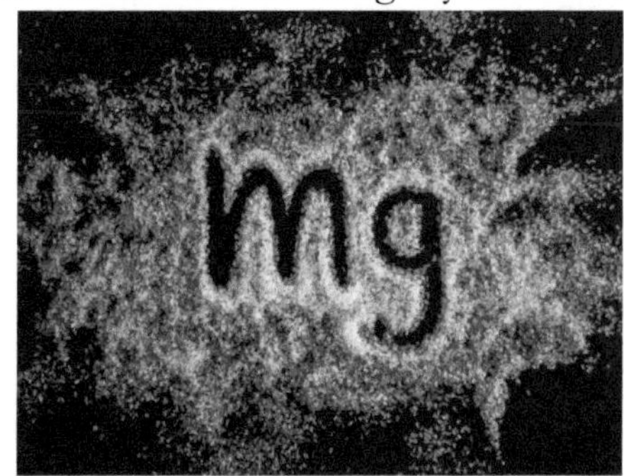

* Remójate en un baño con sal de Epsom. Disuelve 2 tazas

de sal de Epsom en la tina con agua caliente y remójate durante 20 minutos. Añade ¼ de taza de bicarbonato de sodio y unas gotas de aceite esencial de lavanda para crear un baño desintoxicante que calma la piel y relaja la mente.

* Muévete. Nuestro cuerpo está diseñado para moverse. Cuando no mantenemos nuestro cuerpo en forma, la sangre y la linfa no fluyen eficazmente. Un cuerpo poco activo pierde músculo y tiene más grasa que tensa las articulaciones.

* Comprueba tu postura. Como te decía mamá: la espalda recta, los hombros hacia atrás y la mirada al frente. Respirarás mejor y aliviarás la presión de la zona lumbar, las caderas y las rodillas.

¿Sientes picores?

Muchas veces, las erupciones, la piel escamosa y la urticaria se deben a alergias alimentarias. Esta es la desintoxicación que lleva más tiempo porque requiere eliminar muchos alimentos de uno en uno durante al menos 21 días y reintroducirlos de uno en uno. No deje de eliminar alimentos cuando haya encontrado al culpable. Mucha gente tiene alergias a varios alimentos, así que intente eliminar todos los de la lista. Si accidentalmente dejas el "ayuno" durante los 21 días, tendrás que empezar de nuevo.

A continuación se incluye una lista de alimentos que debes eliminar de su dieta para comprobar si la eliminación de un alimento resuelve el problema. Muchos de los alimentos de esta lista también causan inflamación en otras partes del cuerpo, como el asma y la artritis, por lo que es una buena desintoxicación para mejorar la salud en general.

* Trigo
* Tomates
* Fresas
* Azúcar
* Productos lácteos
* Mariscos
* Soja

Capítulo 3

Bienestar general

"He elegido ser feliz porque es bueno para mi salud." –
Voltaire

Si eres una de las pocas personas que no tiene ninguno de los problemas enumerados en el capítulo 2, o si tienes múltiples afecciones (más común), puede que hacer una desintoxicación total durante al menos tres semanas (21 días) te ayude a sentirte aún mejor. Repite esta desintoxicación al principio de cada temporada si no la has convertido en un nuevo estilo de vida (tarda 90 días en desarrollarse). Durante este tiempo, además de los alimentos enumerados en el capítulo 1, hay que evitar los siguientes:

* Alcohol
* Refrescos y bebidas energéticas
* Carne
* Alimentos procesados (comidas en caja, sopas enlatadas, comidas congeladas, embutidos, galletas dulces, galletas saladas, etc.)
* Pan blanco, pasta y arroz
* Edulcorantes artificiales
* Jugos y bebidas a base de jugo comprados en la tienda
* Lechuga iceberg
* Papas blancas
* Aderezos y adobos preparados
* Productos no orgánicos

* Sal
* Productos de soja

Sustituye estos alimentos por los siguientes en abundancia en tu dieta. Estos alimentos contienen grandes cantidades de vitaminas, minerales y antioxidantes. También ayudan a alcalinizar el cuerpo y a sentirte saciado.

* Verduras de hoja verde oscura orgánicas (espinacas, col rizada, hojas de mostaza y nabo, acelgas)
* Jugo de limón (recién exprimido o prensado en frío en botella)
* Vinagre de manzana crudo
* Miel orgánica cruda
* Leche de almendras, leche de coco u otra leche alternativa (no de soja)
* Manzanas orgánicas
* Plátanos orgánicos
* Kiwi orgánico
* Pepinos orgánicos
* Arroz integral orgánico
* Mucha agua purificada

Rutina

Planea seguir una desintoxicación general durante al menos 14 días. Si puedes seguirla durante 21 días, se convertirá en un hábito. Sigue durante 90 días y se convertirá en un cambio de estilo de vida. En este punto te sentirás mucho mejor y no querrás volver a tus antiguos hábitos. Si decides convertirlo en un estilo de vida, puedes seguir la regla del 80/20 e incorporar algo que eches de menos en tu dieta una o dos veces por semana.

Todas las mañanas toma el preparado de agua tibia que se menciona en el capítulo 2. Desayuna avena o un smoothie de fruta y verdura con proteínas. Disfruta de una gran ensalada y una pieza de fruta para comer. La cena debe consistir en verduras salteadas en aceite de oliva virgen extra y arroz integral u otro cereal rico en proteínas como la quinoa, el amaranto, la cebada o el trigo sarraceno. A lo largo del día bebe mucha agua (al menos la mitad de tu peso corporal en onzas), té verde e infusiones de hierbas, como diente de león, manzanilla, jengibre o hierba limón. Si no te gusta el agua sola, puedes infusionarla con fruta fresca, verduras y hierbas.

Haz al menos 30 minutos de ejercicio ligero al día, como yoga, pilates o caminar a paso ligero. Estas actividades favorecen el flujo sanguíneo y ayudan al sistema linfático a transportar las toxinas.

Necesitarás descansar mucho durante la desintoxicación. Tu cuerpo se está reparando y recuperando mucho durante este tiempo y necesita descansar, al menos 8 horas por noche. Si tu cuerpo le dice que necesita dormir más, escúchalo. No comas al menos 3 horas antes de irte a la cama, preferiblemente 4 horas. Es durante este "tiempo de ayuno" cuando nuestro cuerpo puede centrarse en repararse en lugar de digerir alimentos. Si puedes, duerme desnudo. Esto ayudará a las hormonas de crecimiento de su cuerpo a hacer su trabajo de reparación de manera más eficaz.

A veces nuestros síntomas o estilos de vida nos dirigen hacia la necesidad de una desintoxicación para un órgano específico del cuerpo. Debido a que todos los órganos son partes de un todo, la desintoxicación de un órgano de forma aislada no tendrá el mismo efecto que una desintoxicación del sistema. Sin embargo, si usted necesita una solución rápida después de un fin de semana de despedida de soltero u otro evento intenso, éste es el camino a seguir.

Capítulo 4

Desintoxicación para cada órgano

"El médico del futuro ya no tratará el cuerpo humano con medicamentos, sino que curará y prevendrá las enfermedades con NUTRICIÓN". Thomas Edison

Dado que todos nuestros órganos se ayudan mutuamente para mantener nuestro cuerpo sano, es imposible ayudar (o dañar) un órgano sin afectar a los demás. Por favor, considera las siguientes secciones como un punto de partida para descubrir problemas adicionales en tu cuerpo. Por ejemplo, un problema de piel puede estar relacionado con problemas digestivos o hepáticos, o un problema pulmonar puede indicar un problema renal.

Desintoxicación de la piel

La piel es el órgano más grande del cuerpo. Por lo tanto, es lógico que el órgano que está expuesto al mundo exterior necesite un poco de cariño de vez en cuando. Una forma de mejorar el funcionamiento de la piel es realizar un cepillado corporal diario antes del baño o la ducha. Utilizando un cepillo de cerdas naturales, empieza cepillando con movimientos circulares firmes en las plantas de los 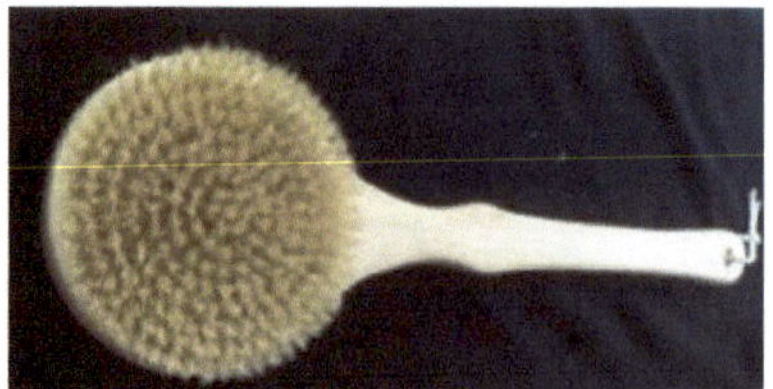

pies y ve subiendo. Cuando te duches o te bañes, todas las células muertas de la piel que se hayan desprendido serán arrastradas. También notarás que tienes un brillo rosado que hace que todos se pregunten qué hacías antes del trabajo. Según el doctor Joseph Mercola (doctor en medicina osteopática) otros beneficios del cepillado en seco incluyen:

* Aumento de la circulación
* Reducir la apariencia de la celulitis
* Estimular el sistema linfático
* Alivio del estrés
* Mejora la función renal y digestión

Dado que el cuerpo elimina las toxinas mediante el sudor que sale por los poros, un sauna es también una excelente manera de destapar los poros de la piel. Recuerda: No entres en un sauna ni en un jacuzzi si tienes la presión arterial alta, a menos que lo hayas consultado antes con tu médico. Si no tiene acceso a un sauna, tomar un baño caliente durante al menos 20 minutos hará el mismo efecto. Para una experiencia más tonificante que hará que los poros se contraigan y la sangre fluya (así como el sistema linfático), prueba a alternar baños calientes y fríos durante 5 minutos cada uno.

Limpieza del hígado

El hígado es el principal órgano de desintoxicación del cuerpo. Un consejo sobre las limpiezas de hígado: hazlas en fin de semana, cuando estés cerca de un baño. Como todos los alimentos necesitan la ayuda del hígado para ser digeridos, nada de alcohol, alimentos no orgánicos o modificados genéticamente (OMG) ni azúcares añadidos. Bebe mucha agua y té verde. Si has estado tomando antibióticos recientemente u otros medicamentos con o sin receta a corto plazo (ibuprofeno o paracetamol), considera la posibilidad de tomar suplementos de cardo mariano, raíz de bardana o diente de león como parte de tu desintoxicación. Si un dolor de cabeza u otro dolor aparece durante tu desintoxicación (y lo hará si llevas el estilo de vida tóxico promedio) bebe cúrcuma en leche de coco o espolvorea generosamente cúrcuma en tu comida para combatir la inflamación en tu cuerpo.

Además, el doctor Edward Group (Doctor en quiropráctica, Diplomado de la Junta Clínica Americana de Nutrición, Diplomado de la Junta Quiropráctica de Nutrición Clínica, Diplomado de la Junta Americana de Medicina Familiar, y CEO de The Global Healing Center) recomienda comer una dieta abundante en los siguientes alimentos:

* Ajo
* Toronja
* Betabel y zanahorias
* Té verde
* Verduras de hoja verde
* Aguacates
* Manzanas
* Aceite de oliva
* Cereales alternativos (quinoa, mijo y trigo sarraceno)
* Limones y limas
* Verduras crucíferas

* Nueces
* Col
* Cúrcuma

Desintoxicación renal

La clave para una desintoxicación renal es beber MUCHA agua filtrada. Quieres que tu orina salga clara y libre de olores cada hora. Al igual que otras limpiezas mencionadas anteriormente, es muy importante comenzar el día con un vaso de agua filtrada tibia con jugo de limón. También son útiles las infusiones de hierbas a lo largo del día, como las de diente de león, raíz de malvavisco y ortiga.

Los alimentos que deben evitarse son el alcohol, la cafeína, los productos de origen animal y los alimentos procesados (incluidos los que contienen harina blanca, sal y azúcar añadidos). Estos alimentos son difíciles de procesar para los riñones, y el objetivo es ayudar a los riñones a descansar y repararse. Sustituye estos alimentos por semillas de calabaza, sandía, espárragos y uvas. El jugo de grosella negra y el jugo de arándano (NO el de cóctel) son excelentes sustitutos de los refrescos.

Desintoxicación pulmonar

Hacer una buena desintoxicación pulmonar es probablemente la desintoxicación más barata y con mejores sensaciones que puedes hacer para ti mismo. A menos que seas fumador, ¡no hay absolutamente nada a lo que tengas que renunciar! No hay que comprar comida especial. Simplemente respira profundamente una... y otra... y otra vez. Respira profundamente 4 ó 5 veces cada mañana, cuando te sientas estresado o ansioso y cuando te acuestes para dormir. Las respiraciones profundas adecuadas deben llenar todo tu abdomen al inhalar por la nariz y exhalar completamente despacio por la boca. Al menos una vez al día, intenta respirar profundamente al aire libre. Si el clima no está helado y no hay alertas de ozono en tu zona, abre las ventanas para eliminar las sustancias químicas que desprenden constantemente los muebles, las alfombras y la pintura.

Desintoxicación del sistema linfático

La función principal del sistema linfático es combatir las infecciones y absorber el exceso de líquidos, grasas y toxinas de todo el cuerpo. Cuando el sistema linfatico no funciona correctamente puede causar problemas como artritis, resfriados, sinusitis, fatiga, colesterol alto y problemas digestivos. Algunas formas eficaces de limpiar el sistema linfático son el masaje linfático, el sauna y el ejercicio. Entre los alimentos que ayudan a limpiar el sistema linfático se incluyen los arándanos, las verduras de hoja verde, el aceite de semillas de lino, las algas, las nueces, las almendras, las nueces de Brasil, las semillas de chía, el aguacate y las infusiones de hierbas como la equinácea. Los ejercicios que implican saltar hacen que el sistema linfático fluya sin problemas. Como ya se ha mencionado, beber mucha agua es clave para desintoxicar cualquier parte del cuerpo. El cepillado en seco y la respiración profunda mejoran la circulación y llevan de oxígeno a las células.

Capítulo 5

Desintoxicación ambiental

"La Tierra no está muriendo, la están matando. Y la gente que la está matando tiene nombres y direcciones". Utah Phillips

La mayoría de la gente probablemente piensa en filtraciones de residuos nucleares, basura en ríos y arroyos, contaminación atmosférica en Los Ángeles y humo de tabaco en interiores cuando oye hablar de toxinas ambientales. Muchos de los productos que utilizamos a diario, desde los que empleamos para mantener limpios nuestro cuerpo y nuestro hogar hasta aquello en lo que comemos y dormimos, pueden contener materiales tóxicos si no se seleccionan correctamente.

A continuación encontrarás una lista de otras cosas que puedes empezar a hacer para mantener tu cuerpo y tu hogar libres de toxinas durante muchos años.

* Compra sólo alimentos en envases sin BPA. Los frijoles, los purés de verduras (como los de calabaza y calabacín) y los

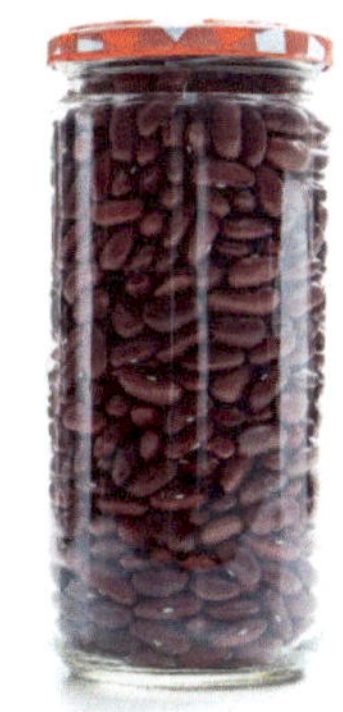

tomates se pueden comprar en cajas. Los tarros de cristal también son mejores que las latas, pero pueden tener BPA en las tapas.

* Cambia a recipientes de vidrio para guardar alimentos en lugar de plástico o aluminio. Los productos químicos de estos recipientes se filtran en los alimentos y bebidas.

* Fabrica en casa tus propios productos de limpieza y cuidado personal. Deja de usar cloro, amoniaco y aerosoles ambientales. Unos pocos ingredientes sencillos pueden hacer mucho. El bicarbonato de sodio, el vinagre blanco, el vinagre de sidra de manzana, los aceites esenciales, el peróxido de hidrógeno, el hamamelis, etc., pueden mantenerte a ti y a tu casa limpios y con buen olor. También hay buenos productos naturales hechos con plantas. En la parte final de este libro encontrarás algunas recetas de muestra.

* Cambia a productos naturales para lavandería. El cloro y las fragancias pueden provocar alergias cutáneas y problemas respiratorios. Deja de usar toallitas para la secadora.

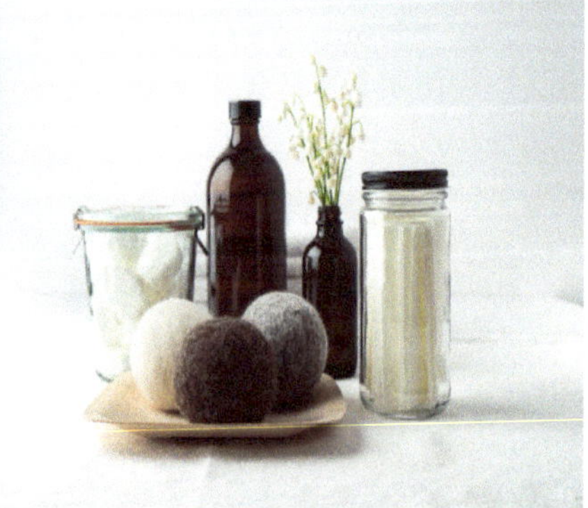

* Cuando la ropa de cama se desgaste, sustitúyela por colchones ecológicos y sábanas de algodón ecológico. Algo que toca tanto tu piel como la ropa de cama no debería ser tóxico. El Instituto Nacional de Ciencias de la Salud Medioambiental informa de que los productos químicos utilizados en los colchones pueden causar disfunción tiroidea.

* Compra plantas que limpien el aire dentro de tu casa. Plantas como las arañas, los helechos y otras funcionan como aspiradoras constantes que succionan el aire sucio de su casa y lo sustituyen por aire fresco y limpio.

* Abre las ventanas todos los días al menos entre 5 y 10 minutos. Esto permite que los COV (compuestos orgánicos volátiles) que emiten constantemente las alfombras, pinturas y suelos de vinilo se ventilen.

* Coloca lámparas de sal rosa del Himalaya por toda la casa. Estas lámparas limpian el aire absorbiendo agua y atrapando el polvo, la caspa, los olores y el humo. Empieza con una en la habitación en la que pases más tiempo.

Capítulo 6

Actividades suplementarias

"Los alimentos que comes pueden ser la medicina más segura y poderosa o el veneno más lento". Ann Wigmore

Si quieres sacar el máximo partido a tu desintoxicación y desestresarte por completo al mismo tiempo (sí, es posible), aquí tienes algunas actividades complementarias que puedes hacer para que el proceso sea más agradable. Recuerda que todo está conectado, así que rejuvenecer tu salud mental y espiritual beneficiará a tu salud física.

* Recibir un masaje. Recibir un buen masaje de un masajista profesional aliviará las tensiones provocadas por el estrés en todo el cuerpo y liberará más toxinas. Las mejores opciones son los de tejido profundo y los linfáticos. Asegúrate de beber mucha agua pura y limpia después del masaje para eliminar las toxinas y evitar que se reabsorban en el torrente sanguíneo.

* Prueba la aromaterapia. Si te sientes agotado sin cafeína, prueba a oler aceite esencial puro de menta cuando te despiertes y cada vez que empieces a sentirte cansado. La lavanda te ayudará a conciliar el sueño rápidamente por la noche.

* Medita. Sólo 5 minutos al día te ayudarán a centrarte en el presente, ralentizar la respiración y relajarte. Si

repetir la misma palabra una y otra vez no es tu estilo, prueba con una página para colorear para adultos de un libro o impresa de internet, o dibuja espirales.

* Lee. Hay numerosos libros sobre vida sana o desarrollo personal que pueden leerse rápidamente para ayudarte a ser mejor persona.

* Observa tus relaciones. Lo creas o no, existen las relaciones tóxicas. Haz una lista de las personas con las que pasas más tiempo al día. Al lado del nombre de cada persona escribe si te hacen sentir con energía o agotado, feliz o triste, apoyado o solo. Si hay alguien en la lista que sólo tiene palabras negativas al lado, desvincúlate de esa persona. Si se trata de un jefe, tal vez sea el momento de buscar otro trabajo. ¿Un cónyuge? Prueba con la terapia.

Capítulo 7

Conclusión

"Cuida tu cuerpo. Es el único lugar que tienes para vivir". Jim Rohn

Debido a que el cuerpo humano es todo un sistema integrado, es realmente imposible limpiar una parte del cuerpo sin afectar a otros sistemas corporales y es una pérdida de tiempo si no se eliminan todas las fuentes de toxinas al mismo tiempo. Es posible que hayas notado que muchas de las diferentes desintoxicaciones tienen elementos similares para ser incluidos y eliminados. Esto se debe a que una desintoxicación eficaz no va a suceder con un puñado de cápsulas caras, manteniendo tus malos hábitos existentes. Los alimentos sanos, integrales, hierbas y especias incluidos en estas desintoxicaciones han sido algunas de las medicinas más poderosas del mundo durante siglos. Puede que incluso descubras que después de hacer una desintoxicación ya no te apetecen muchas de las cosas de las que te has desintoxicado. Estar sano no es sólo la ausencia de enfermedad, ¡es vivir de forma óptima!

Recuerda: tú eres quien mejor conoce tu cuerpo. Si algo no te parece bien o no te sienta bien, da un paso atrás. No vas a pasar de un menú del día con un Big Mac Value Meal y 3 horas de televisión cada noche a comer pollo y verduras al vapor con arroz integral cada día y correr una maratón cada fin de semana. En esta carrera se gana despacio y con constancia. E incluso si no te preocupas por ti mismo (lo haces o no estarías leyendo este libro), el planeta y las futuras generaciones de personas y animales saldrán ganando.

Ahora tienes todo lo que necesitas saber para ponerte en la vía rápida para desintoxicar tu vida. Lo más difícil de empezar una desintoxicación es mentalizarte y proponértelo. Una vez que empieces, te preguntarás por qué no lo hiciste antes y empezarás a presumir ante tus amigos y familiares de lo bien que te sientes. Y mientras presumes, ayuda a la siguiente persona a estar tan sana como tú animándola a comprar este libro y orientándola en el camino.

Apéndices

Apéndice A: Recetas

Estas son sólo algunas de mis recetas favoritas que se han convertido en parte de mi rutina de salud habitual. Hay muchas más recetas disponibles a través de las redes sociales e internet. El Apéndice C incluye una lista de las páginas y sitios web más fiables.

<u>Agua desintoxicante</u>

- 12 onzas de agua purificada
- 2 cucharadas de jugo de limón
- 2 cucharadas de vinagre de sidra de manzana
- 1 cucharadita de cúrcuma
- 1 cucharadita de pimienta negra molida

Pasos: Calienta el agua en una taza de vidrio o cerámica apta para microondas. Vierte en una taza más grande con el jugo de limón, el vinagre y cúrcuma. Remueve y bebe mientras esté caliente lo antes posible.

<u>Agua desintoxicante II</u>

- 12 oz de agua purificada
- 1 cucharada de miel orgánica cruda
- 2 cucharadas de jugo de limón
- 1 cucharaditas de jengibre

Pasos: Calienta el agua en un vaso de cristal o de cerámica apto para microondas. Vierte en una taza más grande y añadir la miel hasta que se disuelva. Añade el limón y el jengibre. Beberlo caliente lo antes posible.

Pasta de dientes casera

Espolvorea bicarbonato de sodio en un recipiente de cristal y remueve lentamente con agua hasta que se forme una pasta. Añade extracto de menta orgánica o el sabor de su elección. Guarda en un recipiente hermético. Para usarlo, sumerge un cepillo de dientes humedecido.

Limpieza de axilas

1 cucharada de arcilla de bentonita

1 cucharadita de vinagre de sidra de manzana

1 a 2 cucharaditas de agua purificada (para convertir el vinagre y la arcilla en una pasta)

Pasos: Mezcla los 2 primeros ingredientes en un recipiente de cristal y añade agua hasta obtener la consistencia deseada. Deja actuar de 5 a 20 minutos, dependiendo de la sensibilidad.

A mí me bastó para hacerme una mascarilla desintoxicante en los pies (para eliminar los metales pesados) y en las manos. También me sobró para las axilas de la semana siguiente.

Usar 1 a 2 veces a la semana durante 2 semanas antes de usar desodorante casero.

<u>Desodorante casero</u>

2 cucharadas de vinagre de sidra de manzana

2 cuaharadas Hamamelis

1 cucharada de agua purificada

20 gotas de aceite esencial de tu elección

Pasos: Mezclar todos los ingredientes en una pequeña botella (se recomienda una botella de vidrio marrón de 2 a 4 onzas).

Apéndice B: Alimentos o ingredientes que deben evitarse

Muchos de los ingredientes de esta lista son muy comunes, pero peligrosos. Por desgracia, los efectos secundarios de estos ingredientes son muchos, desde reacciones alérgicas hasta cáncer. Muchos fabricantes se están dando cuenta de las preocupaciones de los consumidores y están eliminando estos ingredientes de sus productos, mientras que otros se limitan a cambiarles el nombre. Un buen primer paso para evitar muchos de ellos es buscar el símbolo de verificación de ausencia de OMG en los envases. No confíes en los símbolos QR para obtener información. Si no estás seguro sobre un producto, ponte en contacto con la empresa y haz preguntas. Si no responden o no estás satisfecho con su explicación, ¡no compres el producto!

*Jarabe de maíz, jarabe de maíz de alta fructosa, sólidos de jarabe de maíz
*Carragenano (en sustitutos de la carne y los lácteos y en dentífricos)
*Aromas y colorantes artificiales
*Aceites hidrogenados
*Glutamato monosódico
*Trigo (especialmente enriquecido y blanco)
*Benzoato de potasio y benzoato de sodio
*Aspartame (edulcorante artificial)
*Azúcar
*Aceite de maíz
*Acesulfamo-K
*BHA, BHT, BPA
*Sucralosa (edulcorante artificial)
*Galato de propilo (conservante)

*Sorbato de potasio (conservante)
*Soja
*Cloruro de sodio (sal de mesa)
*Polisorbato 80 (conservante)
*Aceite de canola
*Color Carmelo
*Colorantes y aromas naturales
*Fluoruro (pasta de dientes)
*Jabones antibacterianos y desinfectantes de manos
*Formaldehído (en champús, desodorantes y más)
*Parabenos (cera)
*Amoníaco (limpiadores domésticos)
*Cloro (limpiadores domésticos)
*Lecitina de soja
*Aluminio (desodorante)
*Teflón (utensilios de cocina antiadherentes)
*Cualquier cosa que no pueda pronunciar o que no se encuentre en la naturaleza

Apéndice C: Recursos adicionales

Internet ha hecho que encontrar información actualizada sobre productos y volver a buscar sea más fácil que nunca. Además, las actividades de sensibilización en forma de boicots y peticiones se comparten con frecuencia en las páginas y sitios que se indican a continuación.

Páginas de Facebook

Eat Local Grown: ¡esta es LA mejor página para todo lo necesario en desintoxicación, limpieza y vida sana! Todo está investigado y citado. Fácil de leer, fue mi primera introducción a la vida sin químicos y orgánica y un recurso primario para este libro. https://www.facebook.com/eatLocalGrown/?fref=n f

Seventh Generation: productos de limpieza y papel a base de plantas. https://www.facebook.com/SeventhGeneration/

Mind Body Green: reseñas, entrevistas y las últimas noticias para ayudarte a alcanzar la salud física, mental y medioambiental. https://www.facebook.com/mindbodygreen/

Environmental Working Group: grupo de vigilancia para evitar los productos químicos que dañan nuestra salud y el planeta. https://www.facebook.com/ewg.org/

GMO Free USA: grupo de vigilancia que denuncia la presencia de organismos modificados genéticamente (OMG) en alimentos populares, así como a los legisladores que han votado en contra del etiquetado de OMG o que reciben un gran apoyo de Monsanto, Bayer y otras empresas químicas. https://www.facebook.com/GMOFreeUSA

Green Lifestyle TV: fotos de la naturaleza, recetas veganas, noticias y mucho más. https://www.facebook.com/green.lifestyletv/

Blogs

Food Babe: www.foodbabe.com-Vani Hari es la Erin Brockovich del mundo de la alimentación. Juega limpio con las empresas para obtener información sobre los ingredientes, pero si no quieren hablar, desata el ejército de Food Babe contra ellas mediante peticiones y boicots. Las empresas responden rápidamente y revelan soluciones para evitar que se reduzcan sus ganancias.

Flexi Foodie: www.theflexifoodie.wordpress.com-Esta supermamá inglesa crea los platos más fáciles y sabrosos a base de plantas. Con ingredientes comunes e instrucciones sencillas, cualquiera puede preparar estos platos básicos de alimentación sana.

Sitios web

www.webmd.com Una enciclopedia de preguntas médicas frecuentes y revisiones de tendencias. NOTA: Algunos artículos pueden contradecirse, así que investiga bien. Utiliza esta página como punto de partida.

www.drhyman.com Página del médico y autor Mark Adam Hyman. Su página incluye podcasts, blogs y recetas para una vida optima.

www.gaiam.com Una empresa de fitness que también produce artículos informativos sobre vida holística, alimentación sana, recetas, meditación y yoga.

www.seventhgeneration.com Productos de cuidado personal, papel y limpieza elaborados con ingredientes vegetales sin colorantes ni fragancias añadidas. Incluye una guía de venta al por menor, consejos para fabricar tus propios productos de limpieza y espacios comunitarios para hablar de crianza.

www.wellnessmama.com ¡No es sólo para mamás! Este sitio web contiene recetas para elaborar en casa tus propios productos de salud, belleza y limpieza con ingredientes naturales. También tiene grupos de debate sobre paternidad y un blog.

Sobre la autora

Stephanie Malench es escritora y editora independiente con su empresa Write By Steph, donde se dedica a la redacción de textos publicitarios, redacción de boletines y periódicos, currículos y edición de libros y trabajos universitarios, con especial atención a las tesis doctorales. También es autora de ABCs of Living Alone When You Are Older or Frail-2nd Edition (impreso y libro electrónico).

Stephanie tiene un gato como "staff" y una rotación de gatos de acogida a los que ayuda a encontrar su hogar definitivo. También le gusta cocinar y buscar antigüedades para su casa de 1925.

Para contactar a la autora:

Email- writebysteph@gmail.com

Website- www.writebysteph.com

LinkedIn- https://www.linkedin.com/in/stephanie-malench-3045a717/

Twitter- https://twitter.com/HealthyWSteph

Facebook- https://www.facebook.com/WriteBySteph

Sobre la traductora

Cristy nació en México y desde hace unos años vive en Washington junto a su amado esposo, su fiel compañero de aventuras.

Después de estudiar en la Universidad Autónoma de Querétaro y desempeñarse como maestra de inglés por algunos años, decidió incursionar en el área de traducción literaria, trabajando con libros y textos de inglés a español y de español a inglés.

Es fundadora y directora de la empresa Cris Translates, cuya misión es acercar las grandes obras clásicas y contemporáneas al público hispano y latinoamericano.

Ha tomado cursos y diplomados a nivel maestría sobre traducción por la Universidad de Guanajuato y la Asociación Mexicana de Traductores Literarios (en colaboración con la UNAM). Es miembro vitalicio de la Jane Austen Society of North America.

Para conocer más sobre sus proyectos, síguela a través de:

cristranslates.com

Facebook: fb.com/Cristranslates

Instagram: @cristranslates89

Créditos de fotografía

Página 8: New Look Casting

Página 11 Dmitrii Ivanov

Página 13: Fastsnail

Página 20: Stephanie Malench

Página 25: Mediterranean

Página 26: Pamela Joe McFarlane